Illustrationen: Conny Wolf
Texte: Kurt Hörtenhuber
Gestaltung: www.innpuls.at
Druck: h+s druck, A-4910 Ried
ISBN 3-900244-26-X

OUPS©

Traudi

wellness für Herz und Seele

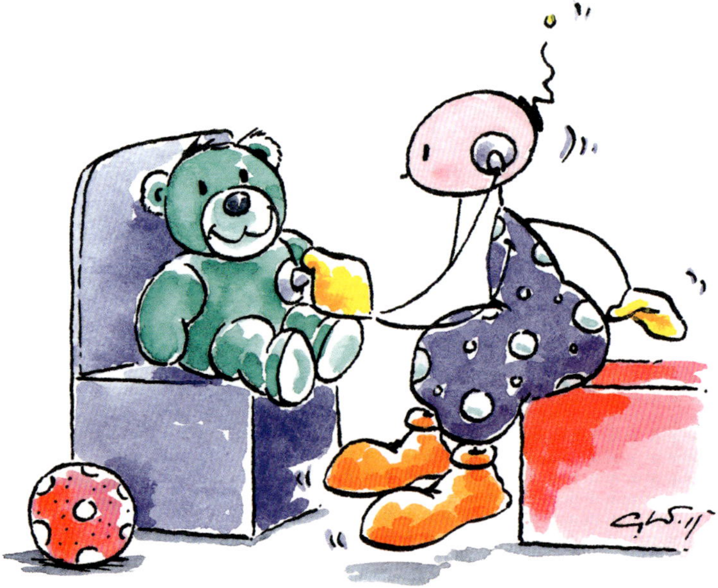

Die größte Heilkraft tragen
wir in unserem eigenen Herzen.

Im 7. Band der Buchserie Oups möchte Sie der kleine außerirdische Herzensbotschafter auf liebevolle Weise motivieren, nicht nur Ihrem Körper Gutes zu tun. Denn wer auch Herz und Seele täglich pflegt, stärkt seine innere Heilkraft, steigert sein Wohlbefinden und findet seine innere Quelle des Glücks.

Ist Ihnen Oups bereits begegnet?

Er lebt auf einem fernen Stern, dem „Planet des Herzen". „Lieb haben" statt „Recht haben" ist einer der wichtigsten Grundsätze der freundlichen Bewohner auf seinem Stern. Streit, Neid und Missgunst gibt es deshalb da oben nicht. Da Oups von seinem Stern aus beobachten konnte, dass sich auf der Erde immer mehr Unzufriedenheit ausbreitete, beschloss er, zur Erde zu fliegen, um den Menschen vom „Planet des Herzen" zu erzählen und ihnen zwei Geschenke zu bringen: die Liebe und die Freude.

So wurden die Menschen zu Freunden, die er immer wieder gerne besuchte ...

Viel Freude mit Oups!

Conny Wolf und Kurt Hörtenhuber

Wieder einmal war Oups zu Besuch bei seinen Freunden auf der Erde ...

Während seiner Wanderung durch eine malerische Landschaft führte ihn der Weg an einem prachtvollen Baum vorbei. Es war der einzige Baum auf einer schönen, großen Wiese, ganz nahe am Wegesrand.

„Hallo", grüßte Oups. „Du stehst ja ganz einsam und verlassen in dieser Gegend. Ich werde dir ein bisschen Gesellschaft leisten."

„Warum sollte ich einsam sein?", fragte der Baum. „Ich bin umgeben von tausenden Blumen, werde von bunten Schmetterlingen und fleißigen Bienen umkreist. In meinen Ästen sind wunderschöne Vögel zu Gast und es besuchen mich viele andere Tiere, wie dieser liebe Hase dort drüben. Er kommt jeden Tag zu mir. Dennoch würde es mich natürlich sehr freuen, wenn auch du heute mein Gast sein könntest.

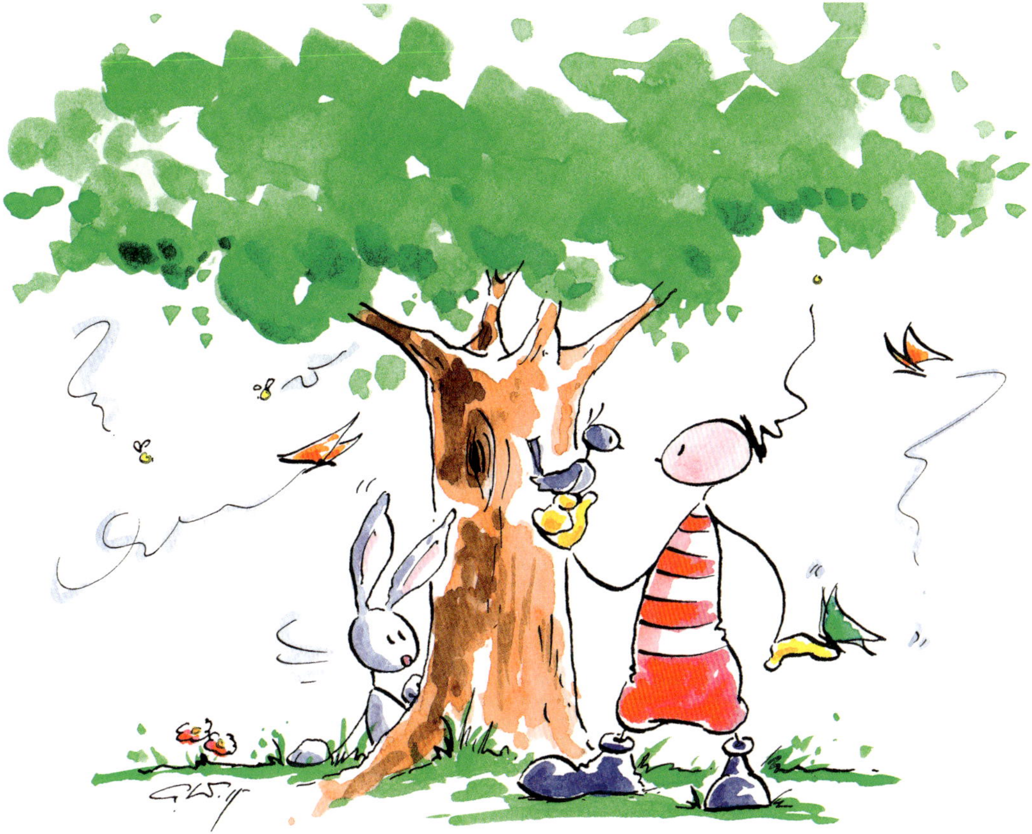

Vieles im Leben erscheint ganz anders,
wenn wir es näher betrachten.

„Darf ich?" fragte Oups und lehnte sich gemütlich an den Stamm des Baumes.

„Natürlich! Mach es dir ruhig bequem."

„Schön hast du es hier. Das ist ja wie im Paradies", sagte Oups, während er seinen Blick über die blühende Wiese, die sanft in eine wunderschöne Hügellandschaft eingebettet war, streifen ließ.

„Ja, du hast recht – wie im Paradies. Schön, dass du das auch so siehst. Wo kommst du eigentlich her? Dich habe ich hier noch nie gesehen."

Darauf hin begann Oups von seinem Heimatstern, dem „Planet des Herzen" zu erzählen, weshalb er zur Erde gekommen war und dass er mittlerweile schon ganz viele Freunde hier gefunden hat."

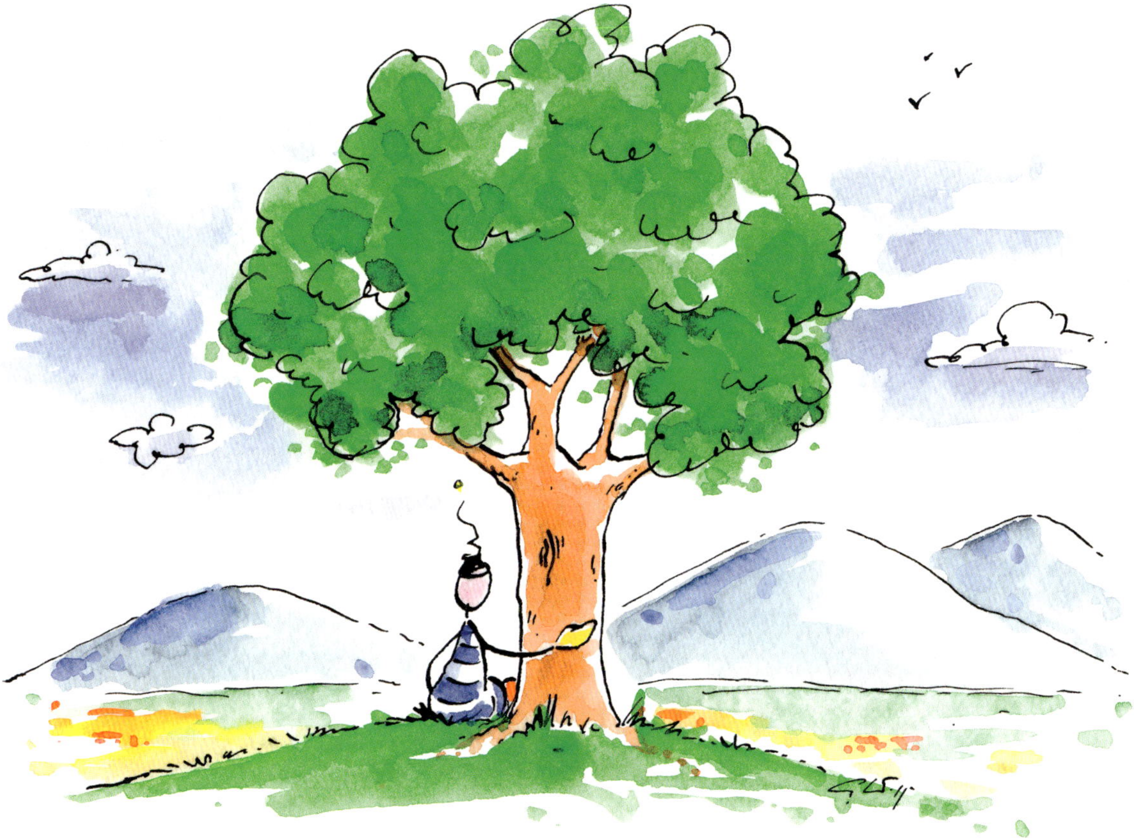

Dein Herz öffnet dir den Horizont
für die wahren Werte des Lebens.

„Da hast du mehr Glück als ich", sagte der Baum. Mit mir sprechen nur mehr wenige Menschen. Die meisten ziehen nur schnellen Schrittes an mir vorbei.
Nur ab und zu nützt jemand meinen Schatten, um sich wie du etwas auszuruhen oder um sich unter meinem Blätterdach vor dem Regen zu schützen. So wie das Pärchen, das vor ein paar Wochen bei mir war, als es ganz stark geregnet hat.
Die waren so richtig verliebt. Sie haben sich zärtlich geküsst und ganz liebevoll miteinander geredet, während sie darauf warteten, dass es aufhört zu regnen.
Und weißt du, was das Schönste war. Der Jüngling hatte seiner Liebsten einen Kranz aus Blumen geflochten. Bevor mich die beiden wieder verlassen haben, hat mir das Mädchen ihren Blumenkranz mit den Worten \`Danke lieber Baum\` auf einen meiner Äste gehängt. Mein Lieber, da war ich vielleicht stolz!"

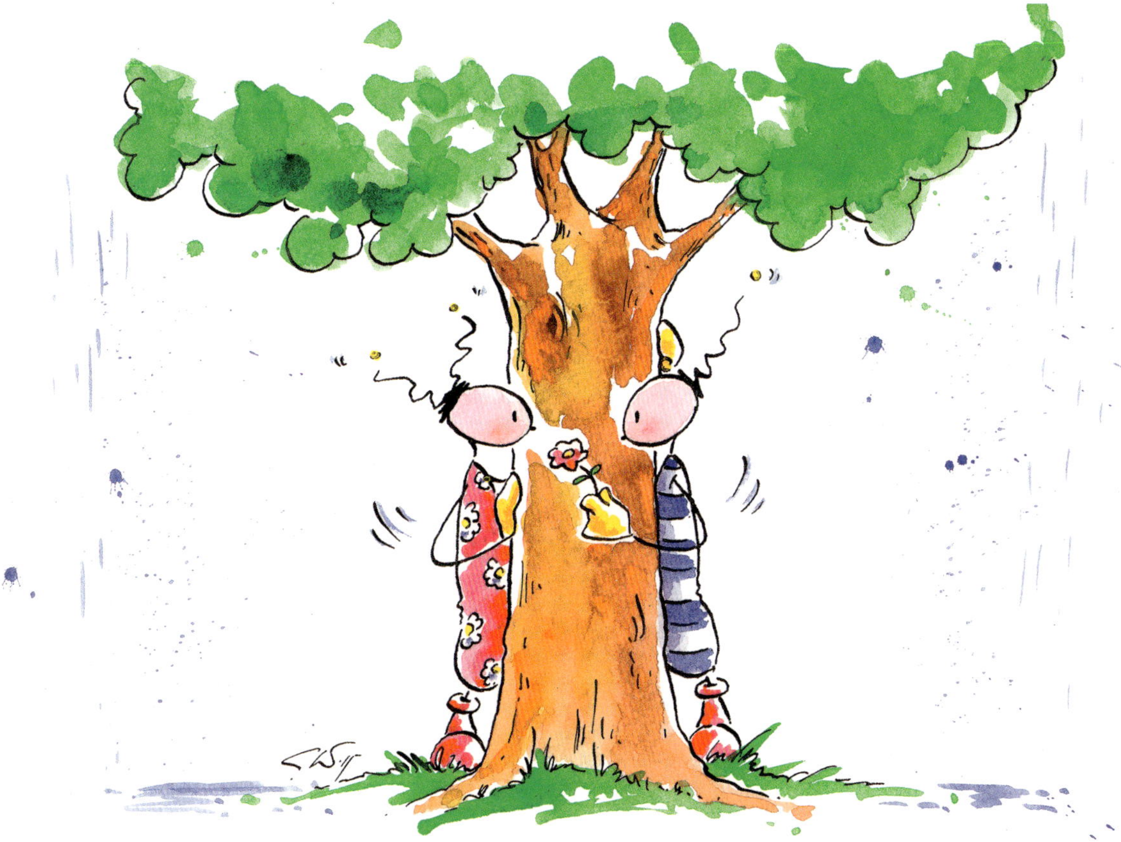

Die Wurzeln für Glück und Freude
finden sich in der Liebe.

„Na siehst du", sagte Oups. „Sie sprechen ja doch mit dir."

„Ja, aber nur ganz wenige", antwortete der Baum.

Während sich die beiden weiter gut unterhielten, näherte sich ein Mann im Laufschritt.

Er blieb stehen und fragte noch etwas außer Atem: „Mit wem sprichst du? Brauchst du Hilfe?"

„Hilfe? Nein warum? Ich habe mich nur ein wenig mit diesem Baum unterhalten. Er hat mir viel von seinen Erlebnissen erzählt", antwortete Oups höflich.

„Ach, mit diesem Baum?!", sagte der Fremde.

Oups hatte das Gefühl, dass ihn der Mann für ein bisschen verrückt hielt. Schließlich war ihm bewusst, dass die Menschen nicht alles verstehen, was für ihn selbstverständlich war – wie die Sprache anderer Wesen und Pflanzen.

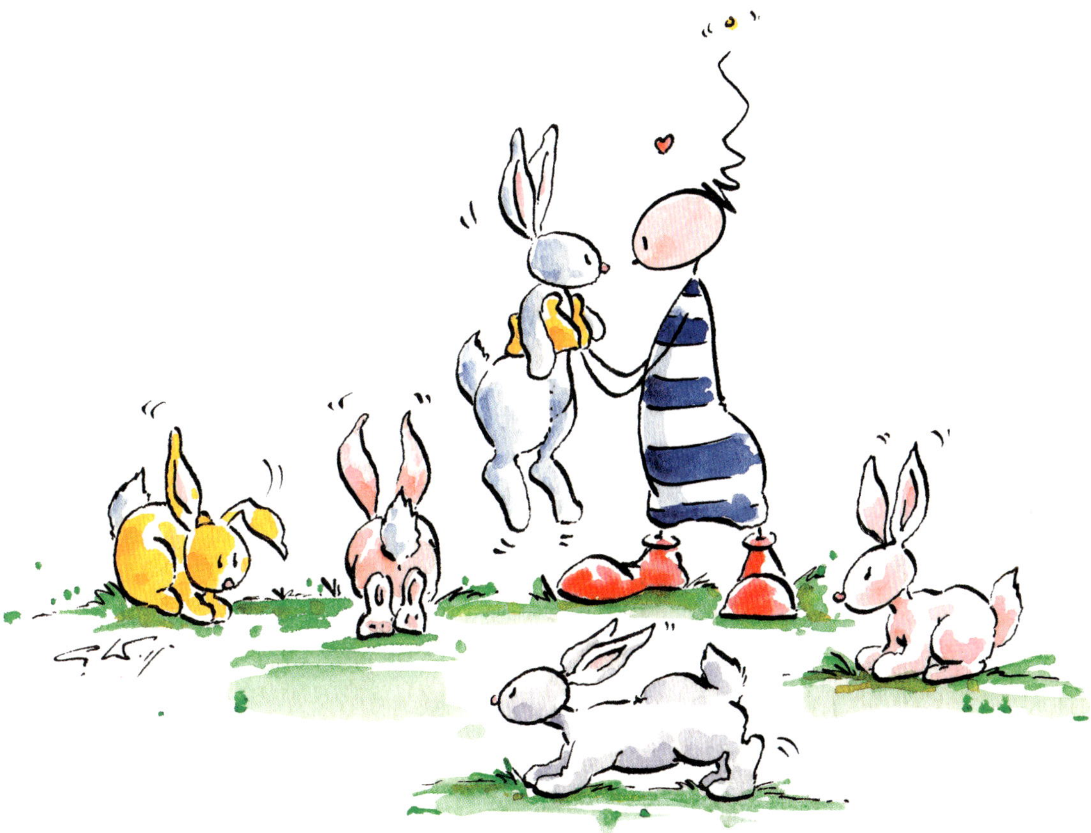

Die Sprache des Herzens
kann jeder verstehen.

„Ich entspanne mich hier ein wenig. Das ist nämlich ein besonders zauberhaftes Plätzchen."

„Nun, wenn du dich so richtig regenerieren möchtest, dann kann ich dir auch etwas empfehlen. Gemeinsam mit meiner Frau verbringe ich gerade ein paar erholsame Tage in einem kleinen Dorf hinter diesen Hügeln. Dort befindet sich ein traumhaftes Wellness-Paradies, in dem man sich so richtig verwöhnen lassen kann. Das solltest du dir mal ansehen."

„Erholsame Tage! Warum hetzt er dann hier so durch die schöne Landschaft?", fragte sich Oups in Gedanken.
Er war richtig neugierig geworden und wollte mehr über das Wellness-Paradies erfahren. So beschloss er den fremden Mann zu begleiten.

„Ich komme gerne mit, wenn ich darf."

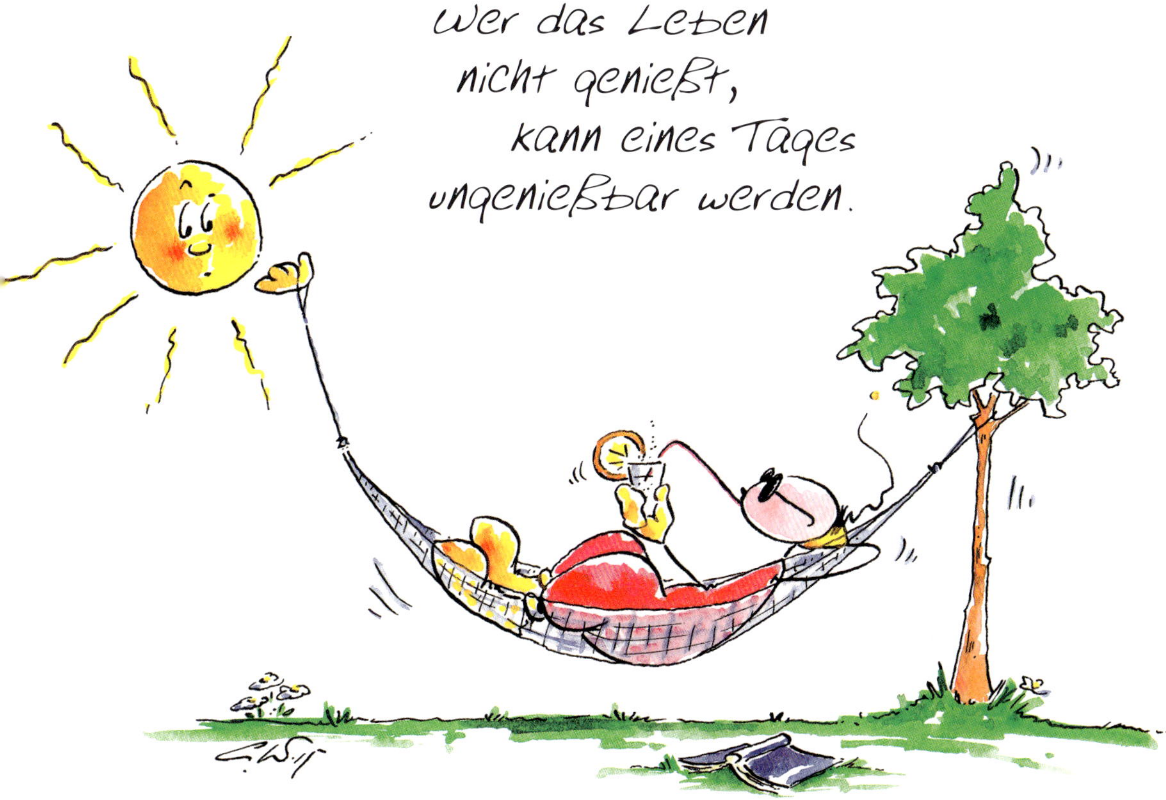
Wer das Leben
nicht genießt,
kann eines Tages
ungenießbar werden.

„Ich komm dich bald wieder besuchen", verabschiedete sich Oups vom Baum und klopfte ihm dabei mit seiner Handfläche noch einmal auf seinen mächtigen Stamm.

Der Fremde schüttelte den Kopf, als er ihn erneut mit dem Baum sprechen hörte und sagte: „Ich glaube, du brauchst wirklich dringend Erholung. Wie heißt du eigentlich? Ich bin Max."

„Ich heiße Oups."

„Oups?! Ein lustiger Name. Komm, laufen wir", forderte ihn Max auf.

„Laufen? Ich dachte du bist hier um dich zu erholen?"

„Joggen ist sehr gesund. Weißt du das nicht."

„Ich bin schon sehr weit marschiert. Ich habe deshalb jetzt kein Verlangen, zu laufen", antwortete Oups.

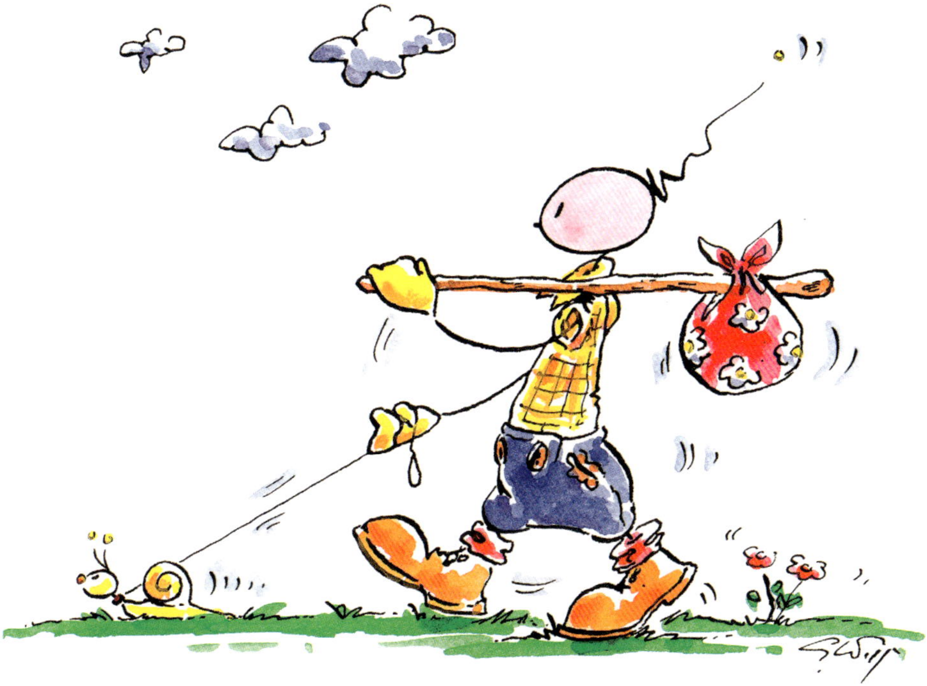

Folge nicht jedem Trend,
doch stets deinem Gespür.

Max versuchte den ganzen Weg lang Oups davon zu überzeugen, wie gesund es sei regelmäßig zu laufen. Er habe schon viele Artikel darüber gelesen.

„Du hast sicher Recht. Für jemanden, der wenig Zeit und bei seiner Tätigkeit wenig Bewegung hat, ist Joggen ein guter Ausgleich und sehr gesund. Doch ich bin sehr viel zu Fuß in freier Natur unterwegs. So bleibe ich ständig in Bewegung. Weißt du, jeder sollte für sich selbst erspüren, was seinem Körper wirklich gut tut. Denn nicht alles, was für den einen gut ist, muss auch für andere das Richtige sein", sagte Oups, während sie sich langsam dem Dorf näherten.

Es war ein idyllischer Ort, wo ihn Max zu einem kleinen Hotel führte. Vor dem Eingang stand auf einer mit Blumen liebevoll dekorierten Tafel geschrieben: „Lass die Hektik vor der Tür, dein Wohlbefinden dankt es dir".

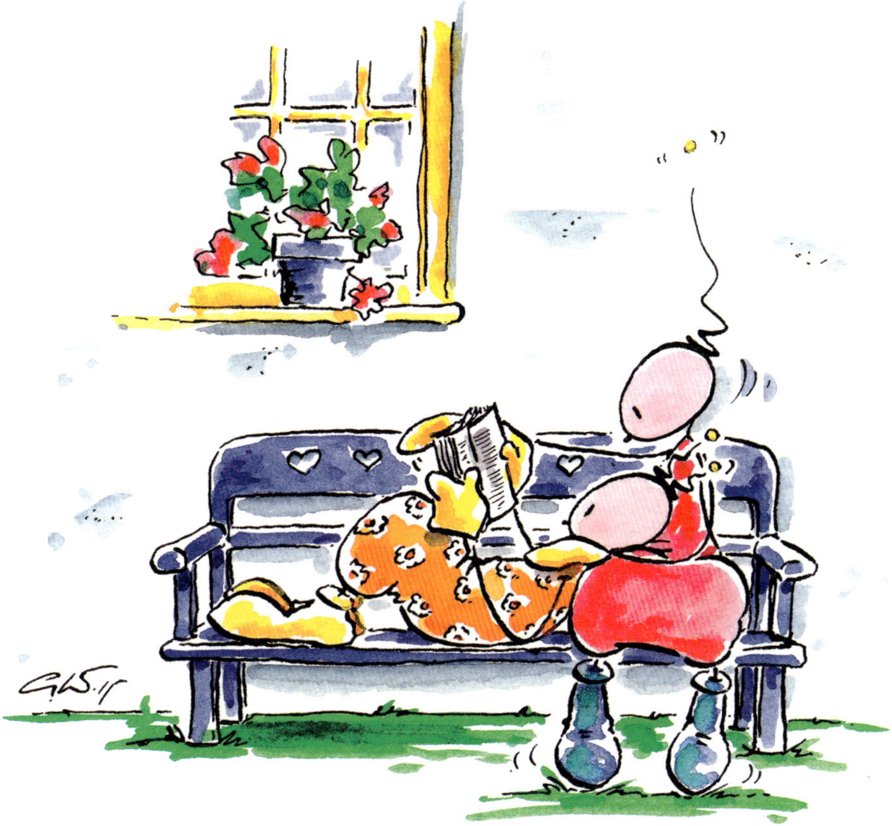

Lass die Hektik vor der Tür.
Dein Wohlbefinden dankt es dir.

An der Rezeption wurden die beiden freundlich von einer netten Dame begrüßt.
Drinnen sah alles sehr gemütlich aus. Man konnte die angenehme Atmosphäre spüren.

Max ließ sich seinen Zimmerschlüssel geben.
„Ich geh´ mich nur schnell duschen und umziehen.
Dann zeige ich dir hier alles."

„Warum schnell? Ich dachte du bist zur Erholung hier?" antwortete Oups mit einem Augenzwinkern.
„Hast du das Schild vor dem Eingang nicht gelesen?"

Max schien das jedoch nicht so recht gehört zu haben, denn er war wirklich sehr schnell wieder zurück. So schnell, dass er nicht einmal die Haare richtig getrocknet hatte.
„Komm mit", sagte er zu Oups und führte ihn durch die Räumlichkeiten. Oups war erstaunt, über die vielen wunderbaren Einrichtungen für das Wohlbefinden der Menschen.

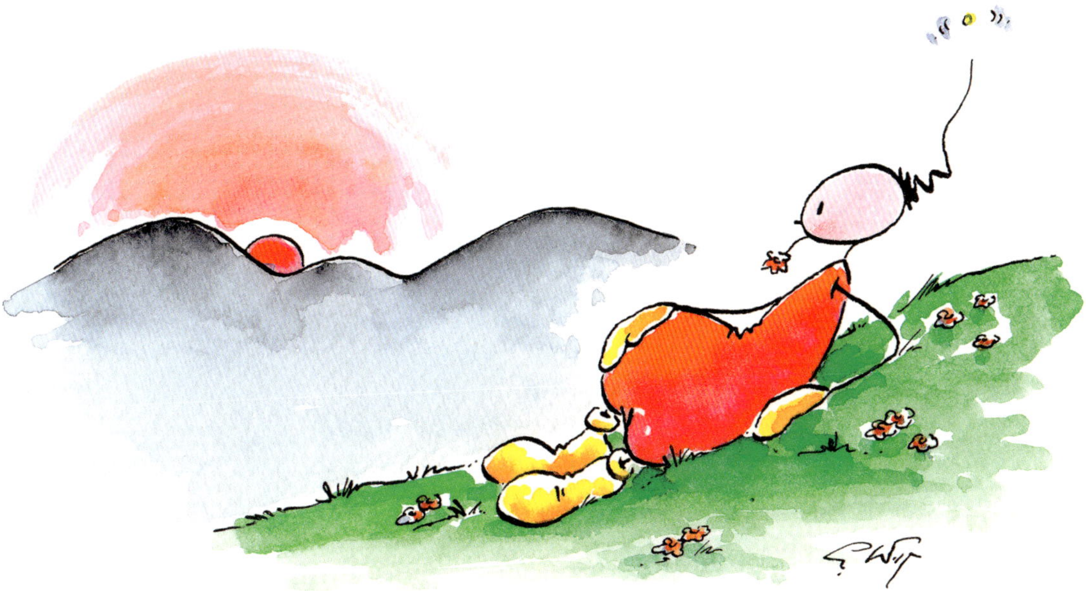

Ruhe bringt dir viel Zeit in deinem Leben.
Hektik kostet dir viel Zeit deines Lebens.

Fitnessraum, Whirlpool, Sauna, Massage und vieles mehr. Bald trafen sie auch Verena, die Frau von Max. Er stellte die beiden einander vor und meinte: „Kommt, lasst uns einen Kaffee trinken gehen."

Bei Kaffee und Kuchen lernten sich die drei näher kennen. Verena schwärmte, wie sehr sie diese Tage genießen würde: „Sich einmal so richtig verwöhnen zu lassen, das tut gut. Alle sind so freundlich in diesem Haus."

Sie machte einen entspannten Eindruck, während Max langsam immer unruhiger wurde.
Oups spürte, dass er mit seinen Gedanken nicht mehr bei ihrem Gespräch war.

Es dauerte nicht lange, da entschuldigte sich Max bei den beiden: „Ich muss nur kurz in meiner Firma anrufen".

Mit einem Schluck trank er den Rest seines Kaffees aus. „Bin gleich wieder da", verabschiedete er sich und verließ den Tisch.

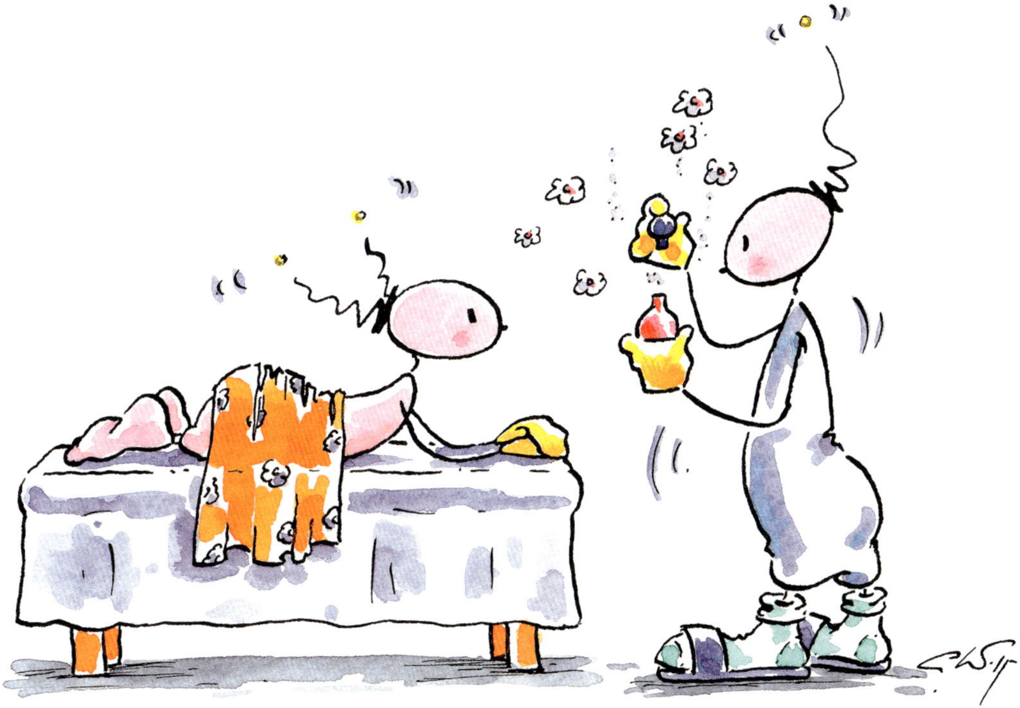

wer gesund bleiben möchte, sollte sich
ab und zu richtig verwöhnen lassen.

„Ja, so ist er, mein Max", sagte sie liebevoll und doch ein bisschen enttäuscht. „Während ich mich hier entspanne, braucht er ständig etwas zu tun. Er kann einfach nicht loslassen. Weißt du, er hat für alles Zeit – nur für sich selbst nicht. Das ist auch zu Hause so. Er ist beruflich voll engagiert, genauso wie in seiner Freizeit. Ich würde gerne mehr Zeit mit ihm alleine verbringen. Spazieren gehen und miteinander reden. Und wenn am Wochenende mal nichts zu tun wäre, rufen meist Freunde an, die uns einladen dies oder jenes zu tun. Auch da kann er nie nein sagen.
Aber entschuldige, dass ich dich damit überhaupt belästige."

Weil Max doch nicht wie versprochen „gleich" wieder zurück war, unterhielten sich die beiden noch lange miteinander.

Oups erzählte Verena viel von seinem Heimatstern und darüber, was er von da oben aus alles beobachten konnte.

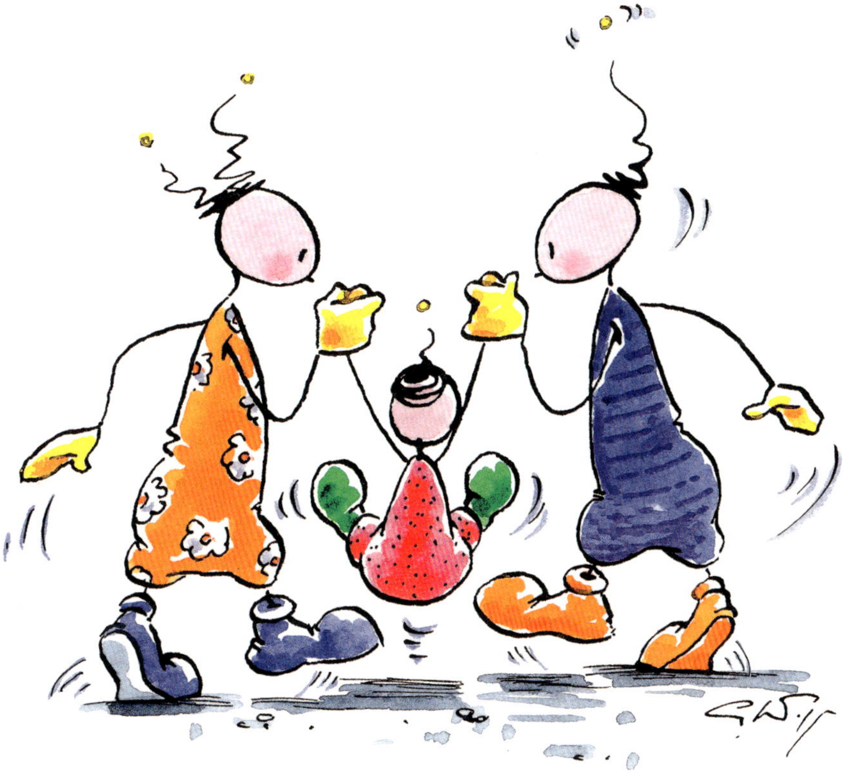

Zeit ist ein kostbares Gut.
Deshalb sollte es wohl überlegt sein,
wem man sie schenkt.

Er erzählte von seinen Begegnungen mit den Menschen. Über wunderschöne Erlebnisse, aber auch über manches, das ihm Sorgen bereitet. Denn er spürte, dass viele hier auf Erden ihr Glück nur im Erfolg und in der Anerkennung durch die Gesellschaft suchen. Oups äußerte seine Bedenken, dass immer mehr Menschen vorgegebenen Trends folgen würden, statt ihr Leben selbst zu bestimmen.

„Viele suchen das Glück nur mehr im Großen und übersehen dabei die vielen kleinen, lieben Dinge um sich herum, die das Leben besonders lebenswert machen. Sie haben auf ihre wahren Leidenschaften vergessen – auf all die Träume, die sie als Kind hatten."

Während auch Max seinen Platz am Tisch wieder eingenommen hatte, nickte Verena zustimmend und meinte: „Ja, du hast leider Recht. Man könnte fast sagen, dass wir von Menschen zu reinen Konsumenten geworden sind."

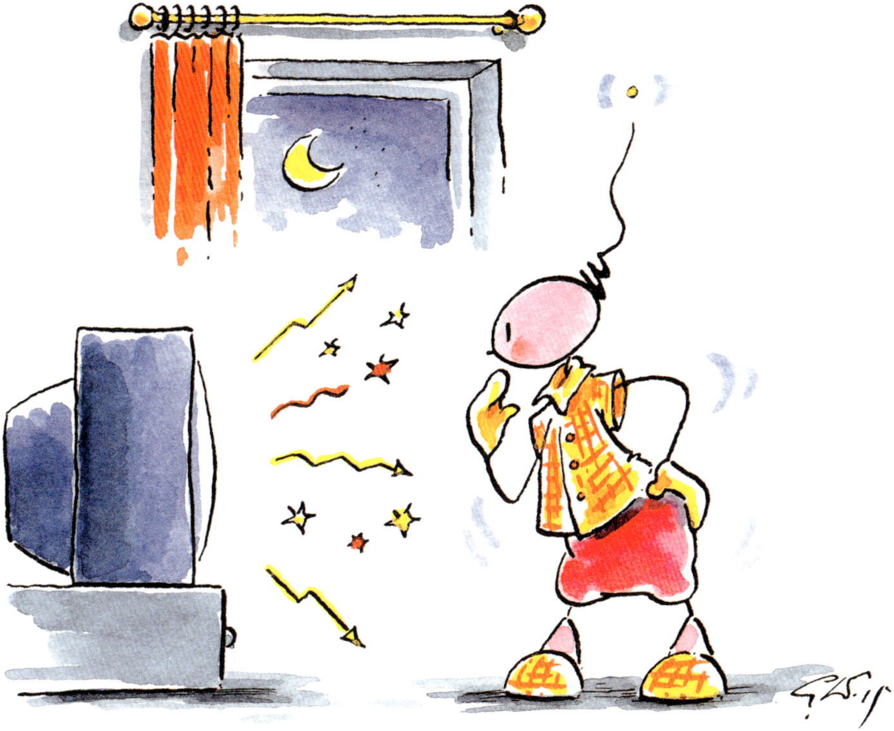

Wer sein Leben nicht selbst steuert,
wird von anderen gesteuert.

Ich bemühe mich zwar gegen diesen Strom zu schwimmen, aber glaub mir, das ist nicht so einfach. Auch wenn ich…"

„Das geht überhaupt nicht", unterbrach Max seine Frau. „Man kann nicht gegen den Strom schwimmen."

„Meinst du?" fragte Oups.
„Weißt du warum Fische gegen den Strom schwimmen können? Weil sie keinen Ballast mit sich tragen."

Max blickte nachdenklich.
„Nun gut, es stimmt, dass in unserer Gesellschaft vor allem Geld, Erfolg und Ruhm zählen. Aber wir gehören eben zu dieser Gesellschaft", antwortete er mit einem Achselzucken.

„Die entscheidende Frage ist nur, ob du zu dieser Gesellschaft gehörst, oder ob du dieser Gesellschaft gehörst", sagte Oups.

Max dachte nach. Er schien die Frage nicht ganz zu verstehen, deshalb fragte er Oups: „Was meinst du damit? Kannst du mir das erklären?"

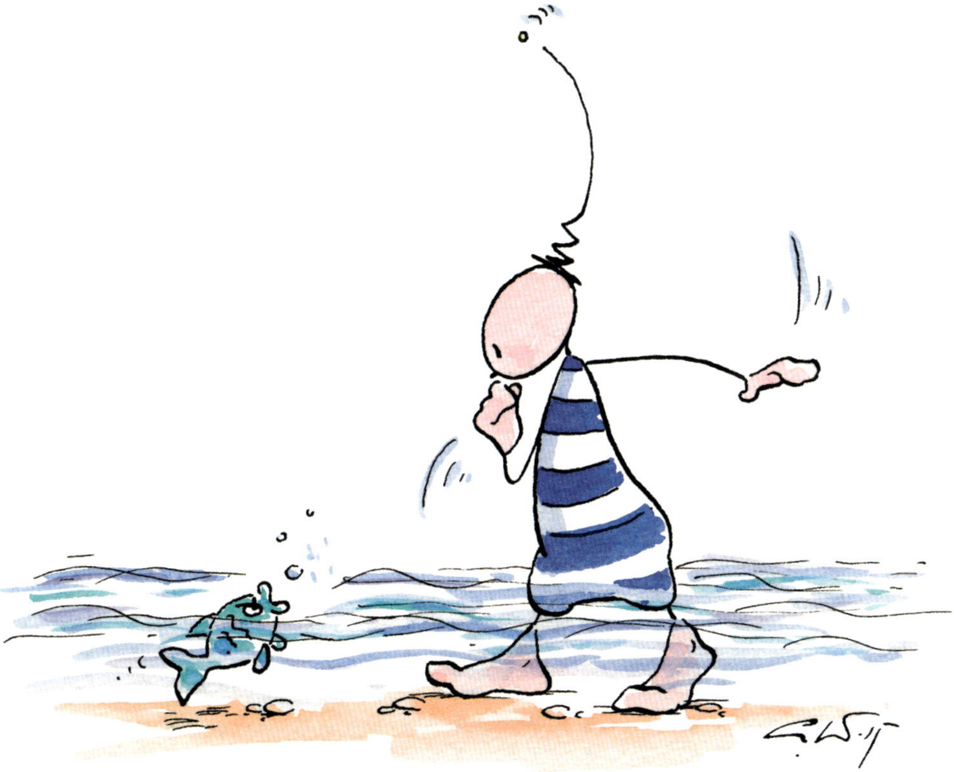

Um die Quelle des Glücks zu finden,
muss man manchmal auch
gegen den Strom schwimmen.

„Nein, diese Antwort kann jeder nur für sich selbst in seinem Inneren finden. Vielleicht könnte ich dir jedoch ein paar Wege zeigen, zu dir selbst zu finden. Wenn du möchtest, begleite mich morgen zu einem Ausflug."

Max zeigte sich interessiert. Er blickte Verena mit fragendem Blick an. Sie hatte ihn sofort verstanden und nickte ihm mit einem Lächeln zu. „Du kannst gerne mitgehen.
Ich habe morgen am Vormittag einen Friseurtermin und gönne mir am Nachmittag eine Wohlfühlmassage."

So stimmte Max zu, ihn zu begleiten.

„Schön, morgen um sieben Uhr früh geht es los. Und lass all deinen Ballast zurück", sagte Oups mit einem Lächeln.

„Welchen Ballast? Was meinst du damit?" wollte Max etwas verwundert wissen.

„All deine Gedanken, die du dir über die Firma oder andere unerledigte Dinge machst – und vor allem dein Telefon."

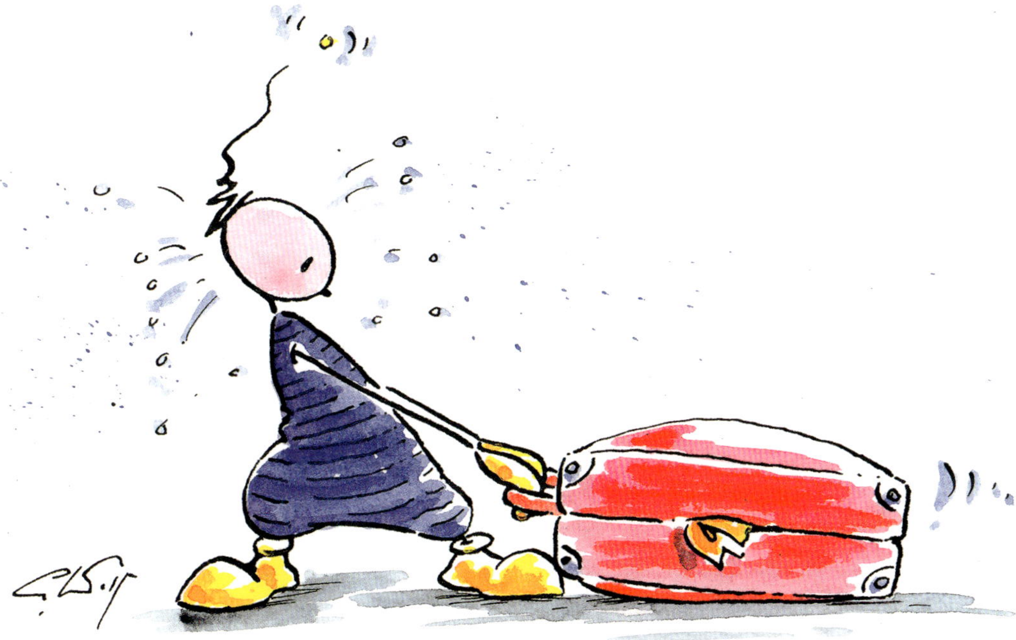

Wer zuviel Ballast mit sich trägt,
verliert die Leichtigkeit in seinem Leben.

„Dafür lade ich dich ein, deinem Körper etwas Gutes zu tun und dich heute ein bisschen verwöhnen zu lassen", zeigte sich Max schon im voraus erkenntlich – was Oups erfreut annahm.

Kurz darauf genoss er das Prickeln auf seiner Haut durch das warme, sprudelnde Wasser im Whirlpool und freute sich über viele andere Annehmlichkeiten des Hauses.

„Das hat meinem Körper wirklich sehr gut getan", sagte er und bedankte sich bei Max vor dem Schlafengehen.

Am anderen Morgen trafen sich die beiden vor dem Haus. Dunkle Wolken hingen tief am Himmel und es regnete – worüber Max nicht gerade begeistert war.

Oups hingegen streckte die Hände aus, um die Regentropfen aufzufangen. „Ist das nicht toll? Ihr bekommt das Wasser kostenlos vom Himmel serviert. Das ist nicht überall so."

„Der Kerl freut sich sogar über schlechtes Wetter", dachte sich Max mit Bewunderung und folgte Oups.

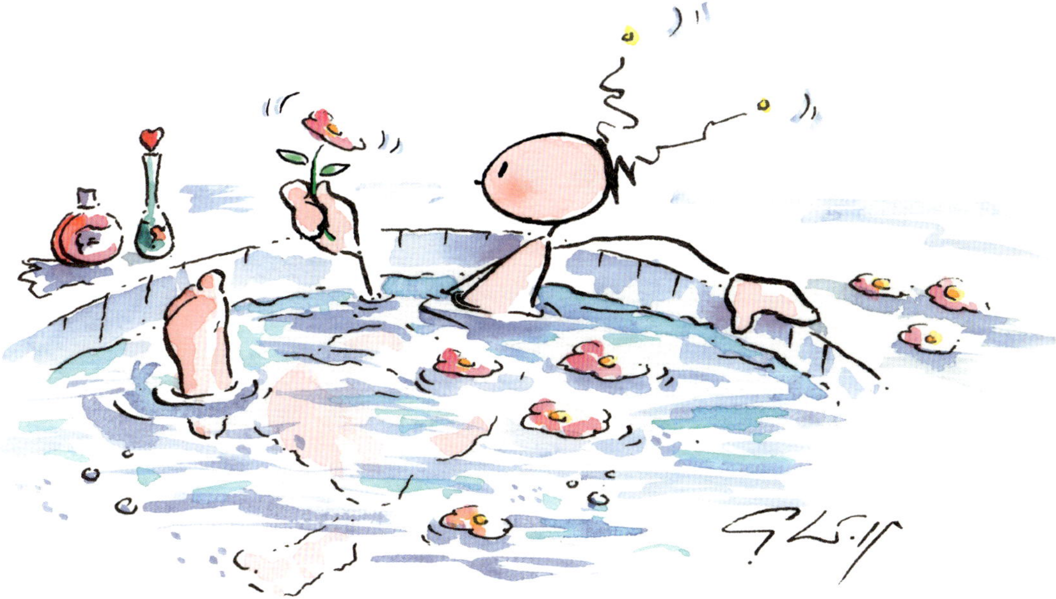

wellness heißt Körper,
Geist und Seele etwas Gutes zu tun.

Am Ortsrand begegneten sie zwei spielenden Kindern.
Mit beiden Beinen sprangen sie immer wieder aufs Neue in eine große Pfütze. Sie spritzten sich gegenseitig von unten bis oben nass und mussten dabei herzhaft lachen.

Oups blieb stehen.
„Werden da nicht schöne Erinnerungen in dir wach?"

„Ja", sagte Max wehmütig. „Die haben es schön.
Kinder können noch so richtig unbekümmert sein."

„Das ist ein Weg zu dir zu finden. Entdecke das Kind in dir. Mach einfach mal wieder Sachen, die einfach nur Spaß machen und dein Herz erfreuen. Etwas, das du nur für dich tust. Nicht für Geld, nicht für die Gesellschaft – nur für dich."

Max überlegte kurz. Plötzlich lief er zu den Kindern und sprang mit einem lauten „Juuhuuu" in die Pfütze.
Die Hose wurde bis oben hin platschnass – und alle lachten von ganzem Herzen. Dann machten sich die beiden fröhlich wieder auf den Weg, während die Kinder weiter planschten.

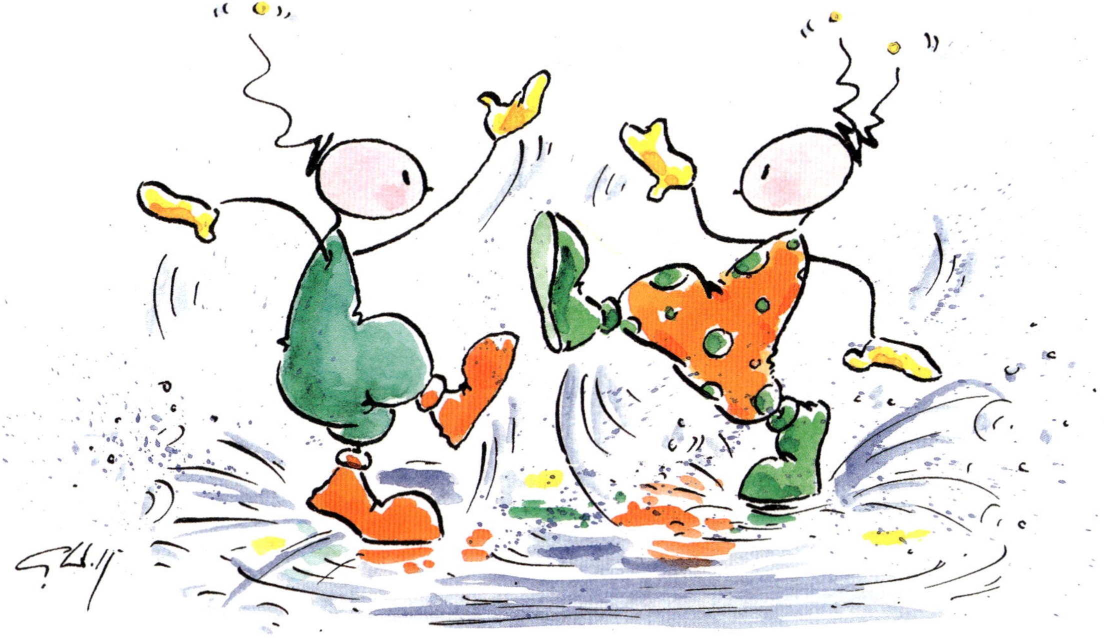

Mach ab und zu verrückte Sachen,
auch wenn andere darüber lachen.

„Das hat dir gut getan, oder?" fragte Oups, nachdem sie weiter marschierten und begann erneut darüber zu lachen.

„Ja", dachte Max.

„Oups, ich frage mich die ganze Zeit, was wohl die Quelle für deine positive Lebenseinstellung ist?"

Oups lächelte und antwortete: „Mein Herz.
Ich versuche immer mit dem Herzen zu denken. Weißt du, unser Herz zeigt vieles in einem anderen Licht, als es unser Verstand tut. Es weiß, dass immer die Sonne scheint, auch wenn wir sie gerade nicht sehen können. Unser Herz weiß, was uns wirklich gut tut und was nicht. Der Verstand allein hingegen ist beeinflussbar und lässt oft zu, dass wir auf falsche Werte setzen."

„Mit dem Herzen denken", sagte Max und dachte im Gehen über die Worte von Oups nach.

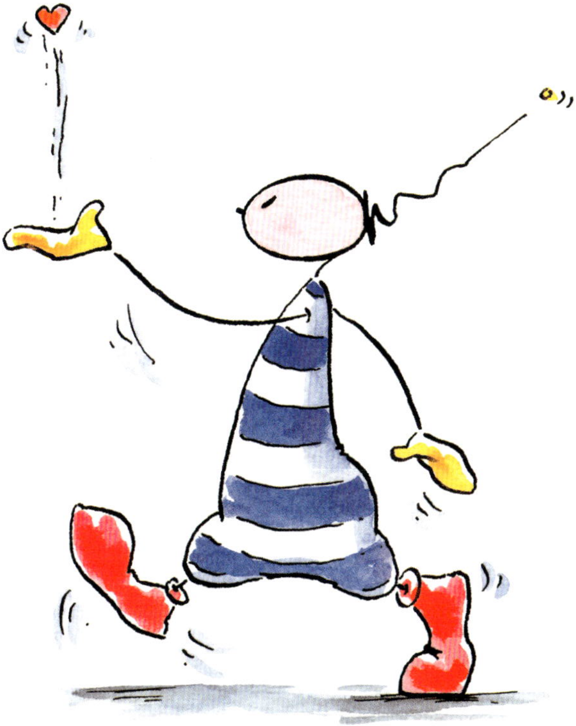

Wer mit dem Herzen denkt,
ist auf dem richtigen Weg zum Glück.

Nach einer Weile hatte sich der Himmel gelichtet und die ersten Sonnenstrahlen verdrängten die Regenwolken. Kurz darauf baute sich vor ihnen ein Regenbogen auf. So schön und farbenprächtig, dass man ihn nicht schöner hätte malen können.

„Er ist wunderschön. Er ist wie ein Tor zum Licht", sagte Max mit funkelnden Augen.

„Ja, er ist ein Tor zum Licht. Auf unserem Planeten gilt der Regenbogen als Symbol der Hoffnung. Weil er uns zeigt, dass aus jedem Tief ein wahres Wunder entstehen kann."

„Ich habe schon oft einen Regenbogen gesehen. Doch ich habe ihn noch nie so bewusst beachtet wie heute. Und die Luft, sie riecht so erfrischend nach diesem Regen."

„Dann bist du dem Weg zu dir selbst wieder ein Stück näher gekommen. Du würdigst den Augenblick", freute sich Oups.

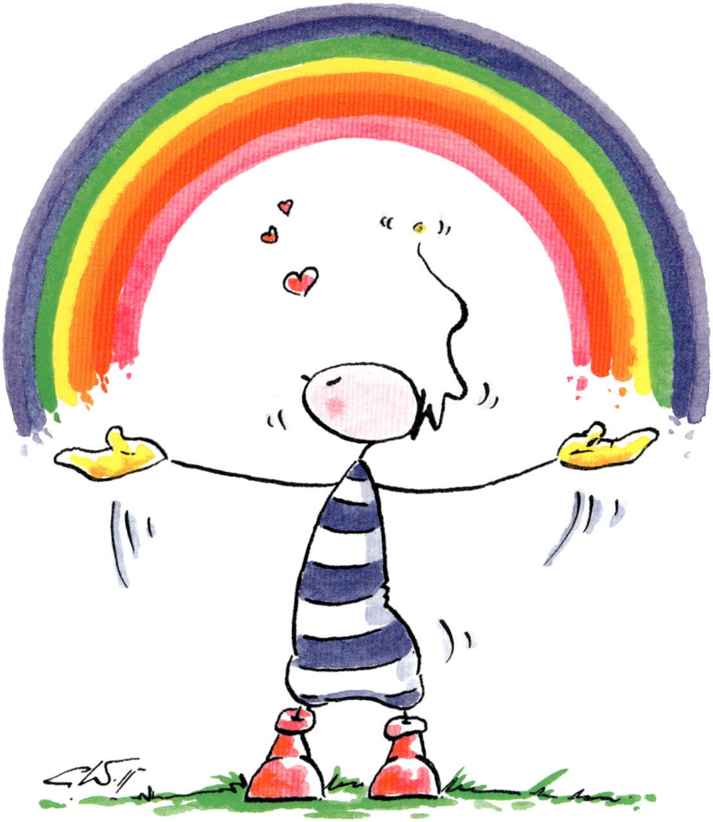

Aus einem Tief entstehen oft wahre Wunder.

„Den Augenblick voll und ganz leben, ihn mit allen Sinnen spüren, das haben viele von euch Menschen verlernt."

„Ja, man hat leider nicht immer Zeit dazu", meinte Max.

„Oh doch", antwortete Oups. „Du hast zwar nicht immer Zeit auf einen Regenbogen zu warten. Doch du kannst jeden Augenblick bewusst leben, egal was du gerade machst.

Du kannst schnell einen Kaffee trinken und dabei deine Gedanken irgendwo kreisen lassen oder du kannst ihn voll und ganz im Augenblick genießen – dich an der Farbe und am Duft erfreuen, das Aroma schmecken …

Du kannst über diese Wiese gehen ohne etwas zu sehen, oder du kannst mit allen Sinnen in sie eintauchen, dann wirst du den Zauber der Natur sehen, riechen und spüren."

Als sie über die Wiese spazierten, war Max fasziniert von ihrer Pracht. Er sah Dinge, die er lange nicht mehr wahrgenommen hatte: Schmetterlinge, die ihn umkreisten,

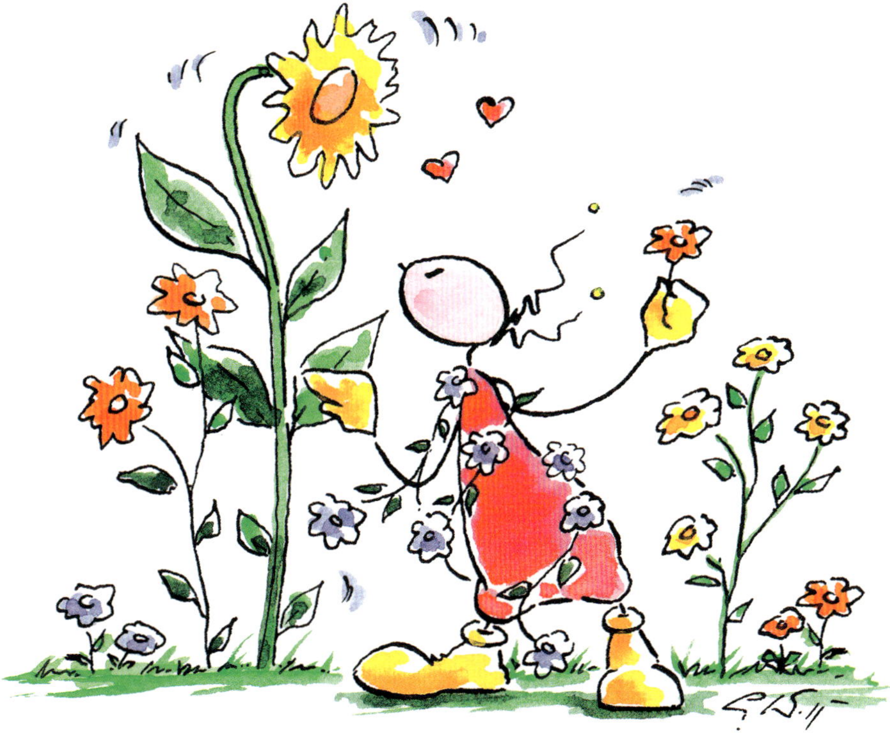

Den Augenblick zu erleben
heißt alle Sinne zu benützen.

Bienen, die von einer Blüte zur anderen flogen, um fleißig Blütenstaub zu sammeln. Der Wind bewegte die Wiese mit ihren vielen bunten Blumen wie sanfte Wellen eines Meeres.

Manchmal blieb Max stehen und beugte sich zu einer Blume hinunter, um an ihr zu riechen. Er war so vertieft, dass er gar nicht hörte, wie Oups jenen Baum begrüßte, bei dem sich die beiden am Vortag kennengelernt hatten.

„Hallo, ich habe dir versprochen wieder zu kommen.
Nun, habe ich einen Freund mitgebracht."

„Schön, dass ihr gekommen seid", freute sich der Baum.

Langsam kam auch Max näher. „Der ist wunderschön.
Hier könnten wir uns ein Weilchen niederlassen."

Sie lehnten sich nebeneinander an den Stamm und bewunderten wortlos die zauberhafte Umgebung, freuten sich über das Spiel der Wolken und das Zwitschern der Vögel in den Ästen des Baumes.

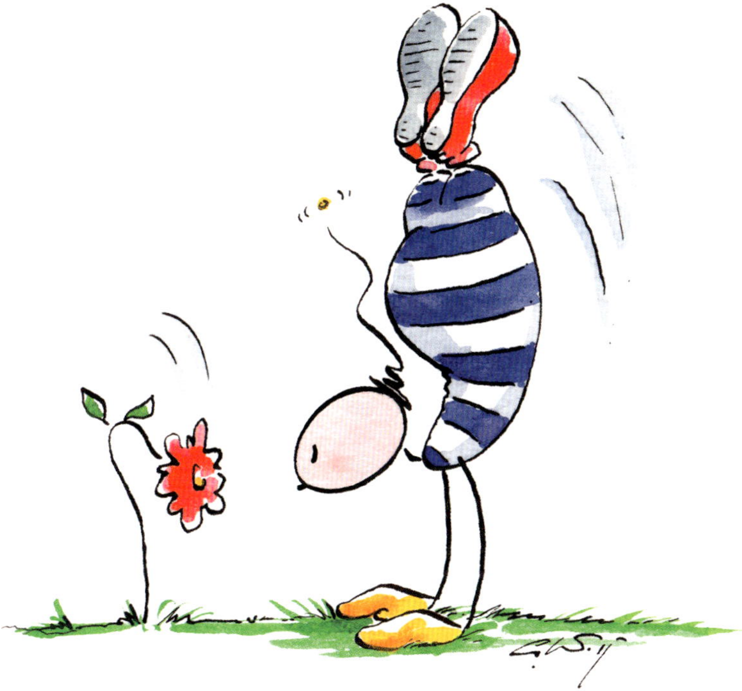

Um das Leben neu zu entdecken,
brauchen wir oft nur
unsere Betrachtungsweise verändern.

„Ich bin so oft durch diese Gegend gelaufen", sagte Max. „Und doch war ich nie wirklich hier. Danke, dass du mir die Augen geöffnet hast."

„Dein Herz hat sie dir geöffnet, nicht ich", antwortete Oups. „Du hast das Leben heute mit dem Herzen betrachtet. Das solltest du immer tun."

„Oups, von dir kann man viel lernen.
Ich glaube du könntest mein bester Freund werden."

„Danke, das freut mich. Ich will gerne dein Freund sein und dir Rat geben, soweit ich kann.
Dein allerbester Freund solltest du dir jedoch selbst sein.
Du solltest dir mehr Zeit für dich selbst nehmen und für Verena."

„Ja, du hast Recht. Das werde ich auch. Ich verspreche es dir."

„Nicht mir, versprich es dir", sagte Oups liebevoll, worauf Max mit einem Lächeln nickte.

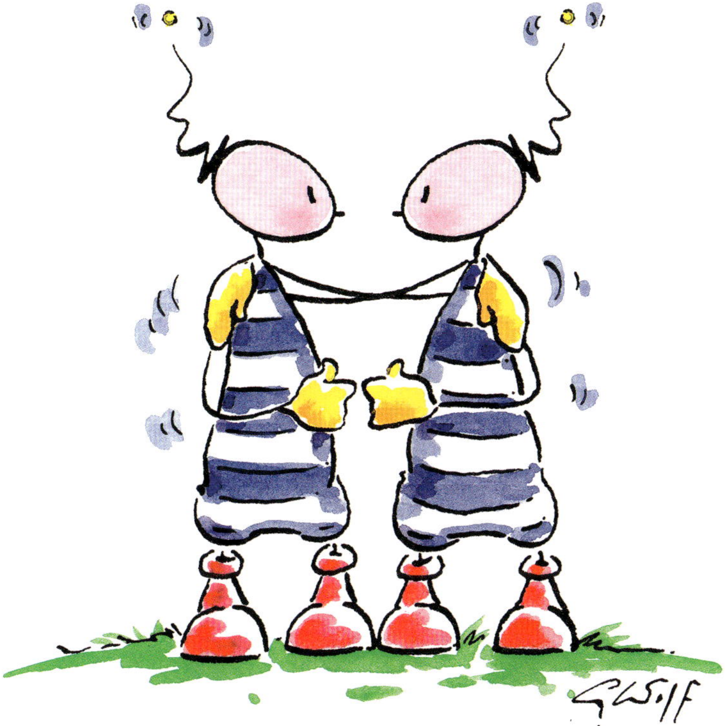

Der beste Freund in deinem Leben
sollstest du dir immer selbst sein.

„Kannst du mir noch mehr von eurem Stern erzählen? Was ihr da oben anders macht, als wir hier auf der Erde. Welchen guten Rat würdest du uns Menschen noch geben?"

Oups überlegte kurz.

„Pflegt eure Gedanken, denn sie werden euren Weg bestimmen und das Leben in eurer Welt prägen. Jeder positive Gedanke nährt die gute Energie auf der Erde, jeder negative die schlechte.

Achtet auf die Wahl eurer Worte und redet mehr miteinander, statt übereinander. Ziel sollte immer sein, etwas zum Positiven hin zu verändern. Das passiert jedoch nicht, wenn ihr schlecht über andere redet. Denn auch damit wird nur die negative Energie genährt.

Bemüht euch mehr Dankbarkeit zu zeigen. Es findet jeder einen Grund für etwas im Leben danke zu sagen. Immer nur fixiert darauf zu sein, was wir nicht haben, macht uns unglücklich und eines Tages krank.

Pflege täglich
deine Gedanken,
denn sie werden deinen
Weg bestimmen.

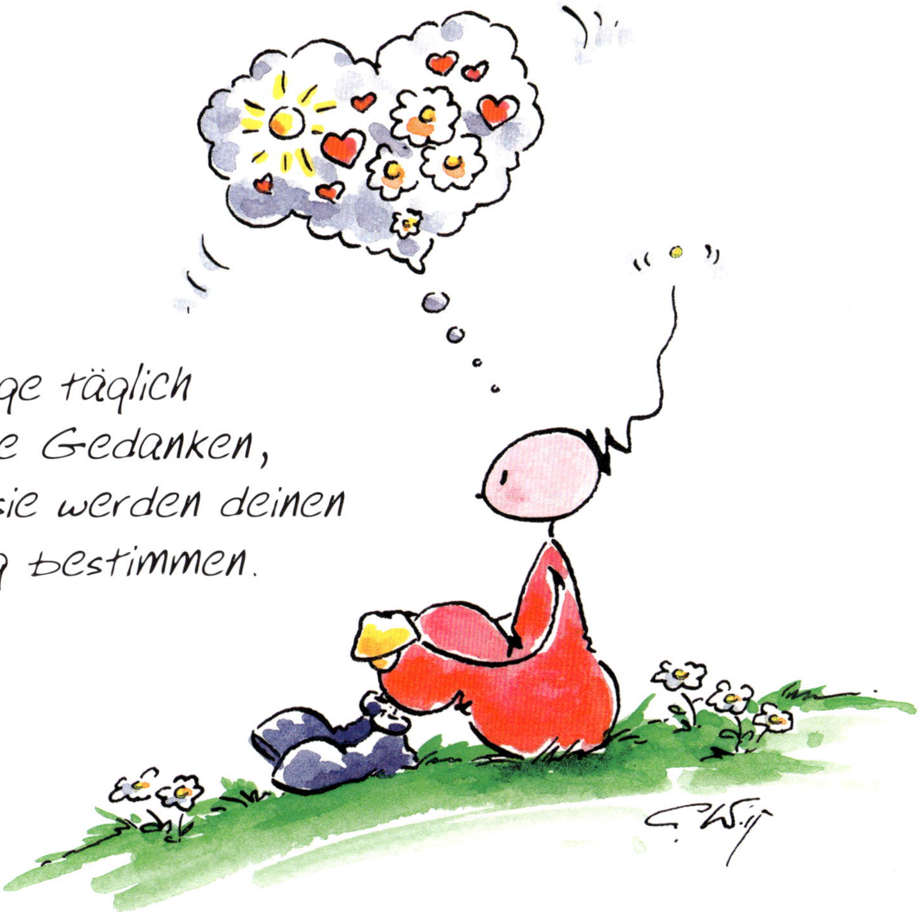

Versucht euch selbst zu lieben, wie ihr seid, statt nur für andere etwas gelten zu wollen.

Weißt du Max, im Grunde zeige ich dir nur jene Wege, die du eigentlich kennst, aber scheinbar schon lange nicht mehr benützt hast."

„Ja, Oups, du hast Recht! Wir rennen dem Glück nach, ohne vorher geprüft zu haben, ob es wirklich Glück ist", sagte Max.

„Nun, prüfen kann man den Weg zum Glück nicht. Jedenfalls nicht mit dem Verstand allein. Man muss ihn erspüren – mit dem Herzen.

Du solltest dir dafür täglich Zeit nehmen. Und wenn es nur ein paar Minuten sind, in denen du mit dir ganz allein bist. Versuche dabei deine innere Quelle zu finden. Sie wird dir den Weg weisen.

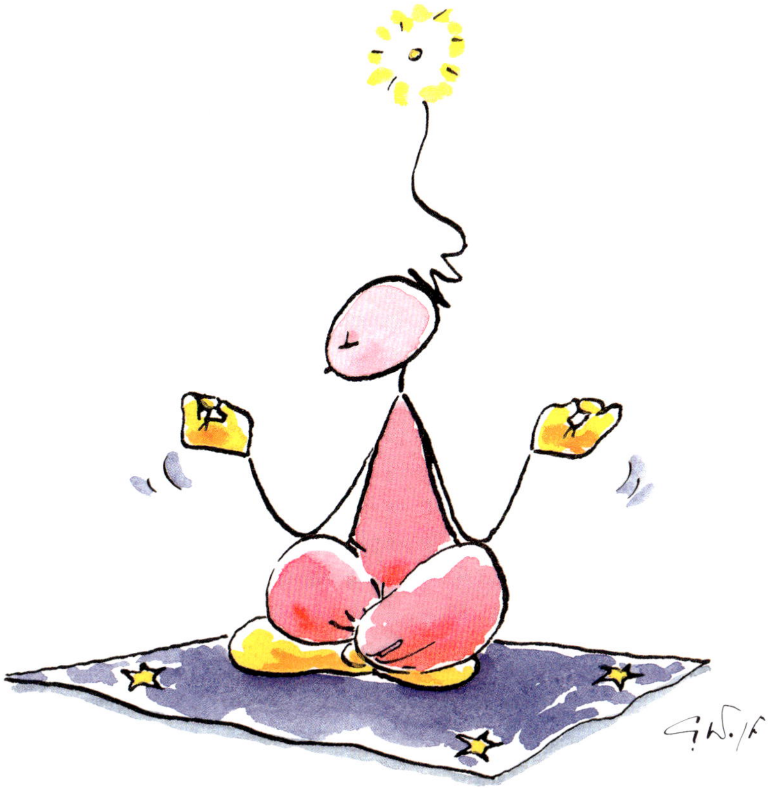

Nimm dir täglich Zeit, dir selbst
zu begegnen, nicht nur anderen.

Vergiss nicht, dass jeder von euch auf dieser Erde nur Gast für eine bestimmte Zeit ist. Denk daran, dass es euch nicht möglich ist materielle Dinge, Macht oder Erfolg mitzunehmen – nur die Liebe.

Überleg dir, worauf du einmal stolz zurückblicken möchtest, wenn du eines Tages diese Welt verlässt.
Jedes liebe Wort, das du gesprochen hast, kann mehr wert sein, als so manch großer Erfolg oder alles Geld, das du verdient hast.

Nach diesen Worten legten sich die beiden in aller Ruhe in die Wiese und beobachteten die vorbeiziehenden Wolken am Himmel. Und während Max so über die Worte nachdachte, war er kurz eingeschlafen.

Als er wieder aufwachte, erzählte er voll Freude:
„Ich habe gerade geträumt, dass dieser Baum mit mir gesprochen hat."

Oups lächelte: „Ich weiß! Ich habe euch zugehört…"

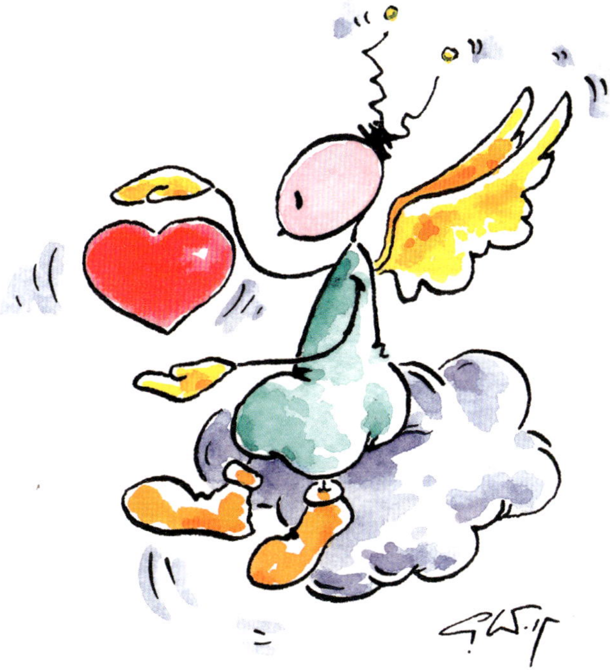

… und vergiss nie, dass du auf der Erde
nur Gast für eine bestimmte Zeit bist.

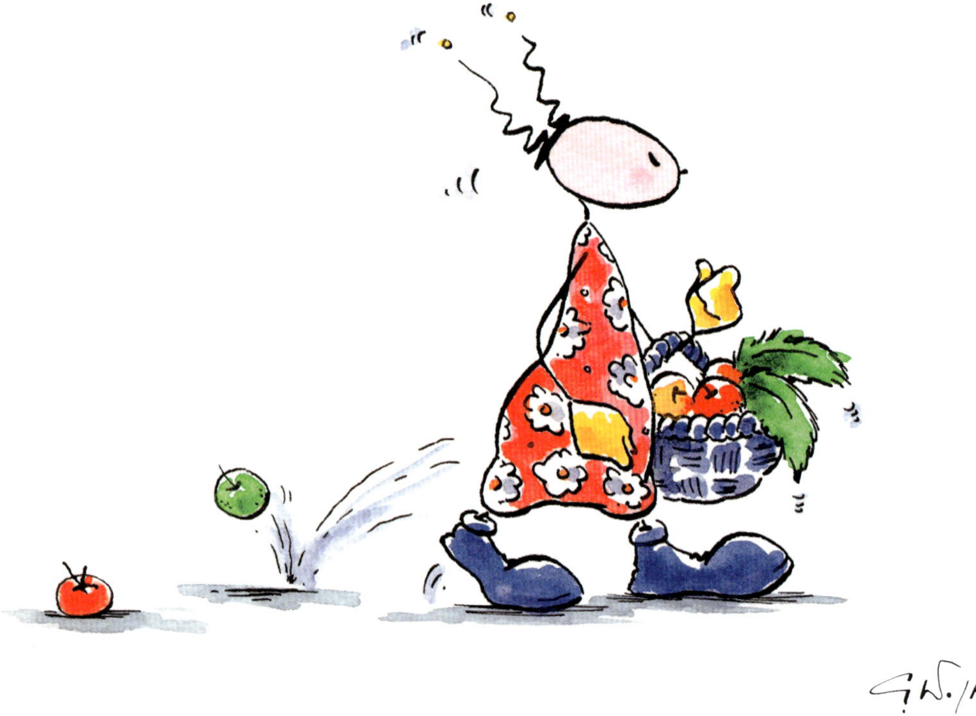

Zufriedenheit und Dankbarkeit
sind die wertvollsten Vitamine ...

... für unser Herz und unsere Seele.

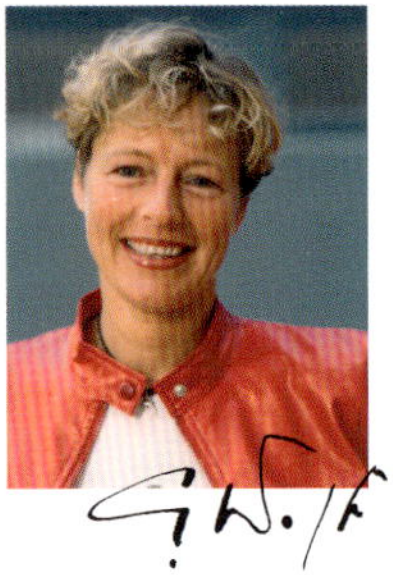

ILLUSTRATIONEN

Conny Wolf

Sich selbst etwas Gutes zu tun, das Körper, Geist und Seele pflegt, ist nur dann möglich, wenn die Gedanken und der Geist zur Ruhe kommen. Wenn ich innerlich ganz ruhig werde, mich öffne und ganz auf den Augenblick einlasse, dann kann ich spüren, genießen... und wirklich entspannen.

In diesem Sinne wünsche ich Ihnen viele Tage, Stunden, Minuten um „Wellness für Herz und Seele" zu erleben.

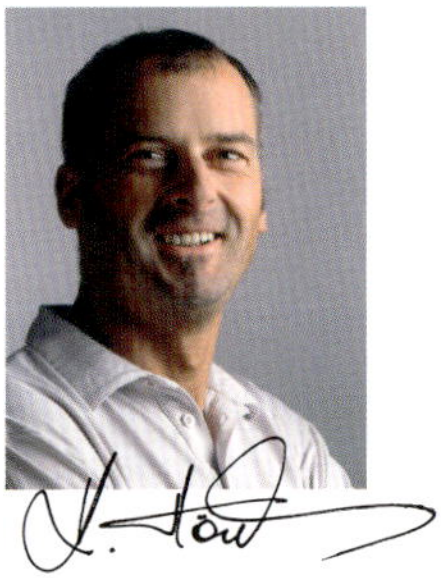

TEXTE / SPRÜCHE

Kurt Hörtenhuber

Das Leben unserer Gesellschaft wird mehr und mehr von außen bestimmt. Trends prägen unsere Lebensgewohnheiten und vermitteln uns dabei oft falsche Werte.
Ich wünsche allen Lesern, dass sie die Sehnsucht ihres Herzens spüren. Denn wahres Glück ist nicht allein in äußerlichen Dingen, wie Geld, Macht, Erfolg oder Schönheit zu finden.
Die Quelle des Glücks entspringt in unserem Herzen.

Oups, da gibt's ja noch mehr...

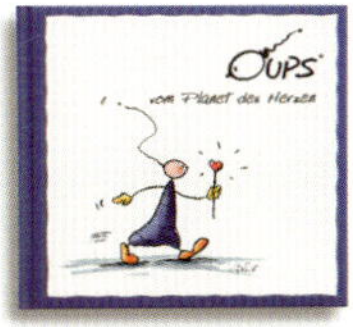

ISBN 3-9501644-0-5

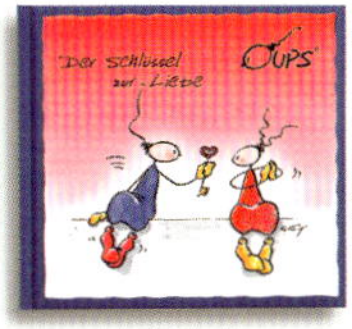

ISBN 3-9501644-2-1

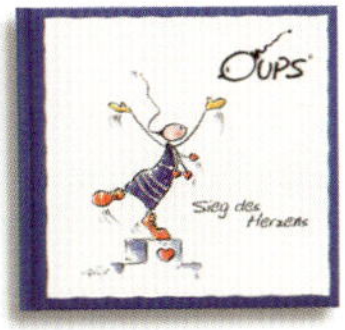

ISBN 3-9501644-7-2

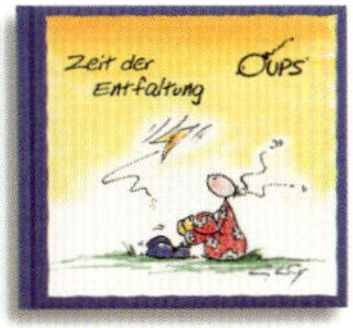

ISBN 3-900244-13-8

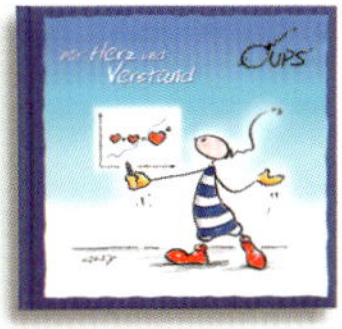

ISBN 3-900244-24-3

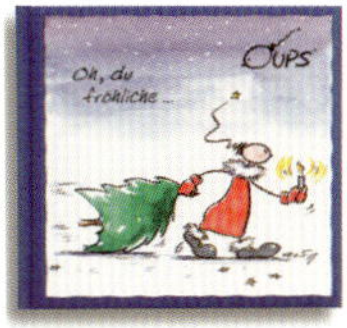

ISBN 3-9501644-3-X

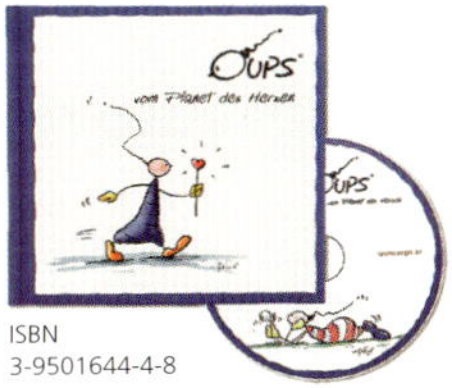

ISBN
3-9501644-4-8

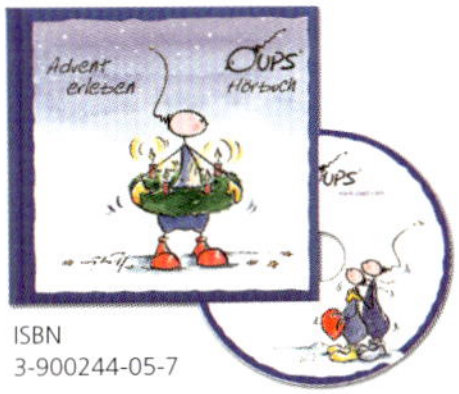

ISBN
3-900244-05-7

Weitere Bücher, Hörbücher, Kalender und zauberhafte Geschenkartikel von OUPS finden Sie im gut sortierten Buchhandel und im Geschenkartikelhandel, sowie im Internet unter www.oups.com

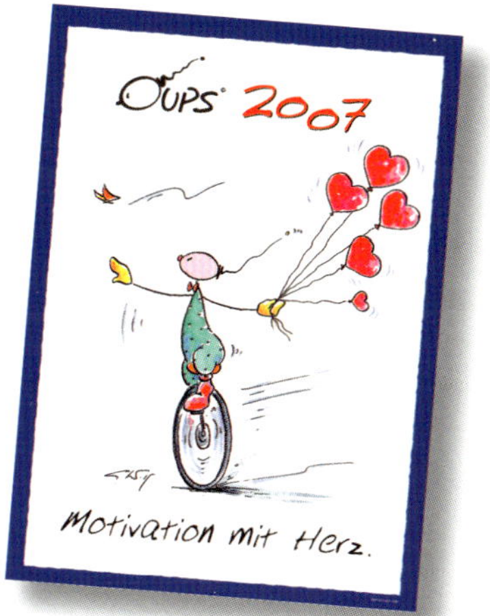

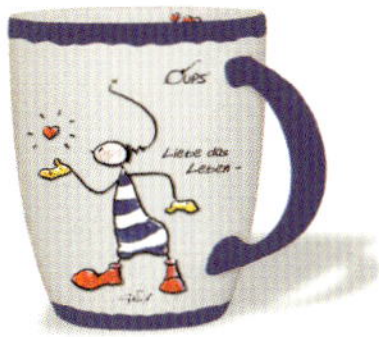

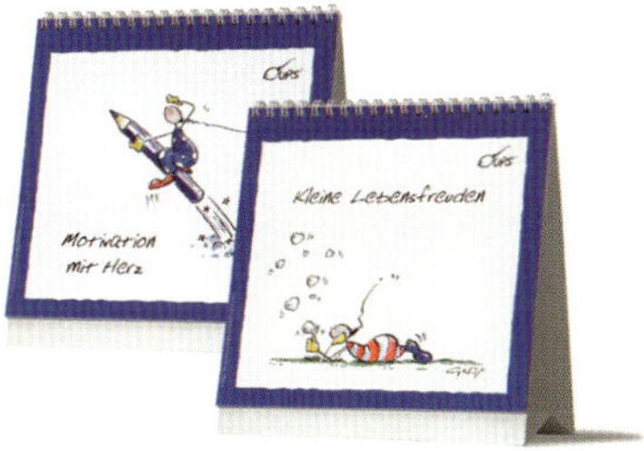

GRATIS-Downloads (Poster des Monats, Bildschirmschoner, etc.), sowie e-cards: **www.oups.com**